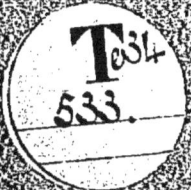

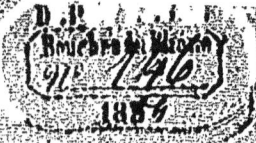
COMMENT ÉVITER

LE

CHOLÉRA ?

Par le Docteur M. FANTON

Ex-Médecin quarantenaire au LAZARET DU FRIOUL

PRIX 0,25 CENT.

LIBRAIRIE MARSEILLAISE

34, Rue Paradis, 34

MARSEILLE

1884

Comment éviter le Choléra ?

Répondre en quelques mots à cette grave question, en rejetant loin de nous toute idée de mercantilisme, ou de réclame de mauvais goût, être utile à nos concitoyens dans les pénibles circonstances que nous traversons, tel a été le mobile de ce petit fascicule.

L'observation stricte des grands principes de l'hygiène, voilà le moyen sûr d'éviter les coups de la cruelle épidémie. Suivis par l'individu sain, ils le préservent de la maladie ; appliqués à l'individu atteint, ils diminuent l'intensité du mal et en préparent la guérison ; observés dans la maison indemne, ils préviennent la contagion ; pratiqués dans la maison contaminée, ils enrayent la propagation du fléau.

Il est donc de l'intérêt de tous que chacun connaisse ses règles et les suive.

Hygiène de l'Individu sain

Le milieu dans lequel on vit est évidemment la première cause qui peut engendrer la maladie et en faciliter le développement et la propagation ; il faut donc, autant que peut le permettre l'habitation que l'on occupe et la profession que l'on exerce, obéir aux soins de la propreté la plus grande et de la plus large aération, sans pour cela courir le risque de demeurer dans des appartements humides ou sillonnés en tous sens par des vents coulis.

Milieu

La toilette de l'individu est de toute nécessité, et sans demander des ablutions plus fréquentes que de coutume, nous ne saurions trop nous élever contre ce ridicule préjugé qui prétend que les bains ouvrent les pores de la peau et rendent plus susceptibles a l'ab-

Toilette

sorption miasmatique; certainement un usage modéré des bains assainit le corps et en modifie avantageusement les émanations et les odeurs.

Les bains tièdes affaiblissent, mais les bains froids pris à des intervalles assez longs des repas et suivis d'une réaction salutaire rendent au corps une souplesse plus grande et activent le fonctionnement de l'organisme. Cependant, les sujets chez lesquels les réactions s'établissent difficilement feraient bien de s'en abstenir et de se contenter de lotions savonneuses bi-hebdomadaires. Une plus grande circonspection doit être observée à l'égard des bains de mer dont la réaction se fait plus difficilement et qui surexcitent souvent inutilement le système nerveux.

L'usage des frictions alcooliques est assez répandu; il n'est pourtant d'aucune utilité prophylactique chez l'individu sain, pas plus que le massage à sec.

L'habitude d'imprégner la personne ou les vêtements de parfums ou d'odeurs fortes n'est pas non plus d'une grande utilité. Outre que certains d'entre eux énervent puissamment, ils peuvent quelquefois être nuisibles en dissimulant des émanations dont l'influence est funeste et dont la senteur serait moins vive; cette observation s'applique aussi bien au musc qu'au camphre et au thymol. L'usage des parfumeries est d'ailleurs efficacement remplacé par les lavages quotidiens dont il ne sert souvent qu'à marquer l'absence.

Vêtements Le refroidissement du corps et surtout du ventre et des pieds est l'une des causes de l'invasion de la maladie; aussi ne saurions-nous trop recommander d'y obvier par tous les moyens possibles et le plus efficace est sans contredit la vêture. Un vêtement plus chaud doit être préférablement adopté, les vêtements de laine qui s'opposent plus facilement aux impressions des variations de température sont plus protecteurs que des vêtements de fil; en tous cas, ces derniers ne doivent être réservés que pour le milieu de la journée, alors que la chaleur du soleil est vive, mais doivent être sévèrement proscrits le soir, alors que l'atmosphère se refroidit et surtout la nuit.

Les linges de corps qui s'imprègnent des émanations et de sueurs doivent fréquemment être renouvelés; enfin, pour les personnes sujettes aux affections abdodominales, aux flux de ventre, aux gaz ou aux coliques, nous leur dirons que la ceinture de flanelle est alors d'un extrême avantage et d'une grande efficacité. Le pardessus, déployé à temps, peut rendre d'incontestables services aux personnes exposées à s'arrêter en plein air après des marches longues ou forcées.

Les promenades dans les endroits sains et ombragés d'arbres présentent l'avantage d'assainir le corps et d'offrir aux poumons une atmosphère plus vivifiante que l'air confiné des appartements; un exercice modéré augmente l'activité fonctionnelle de l'organisme qui lui permet de lutter contre l'invasion du mal. **Promenades**

Enfin, il est des usages intimes sur lesquels doit encore se porter l'attention du médecin et qui varient avec les tempéraments. Malgré cela, nous dirons aux personnes usant frequemment de purgatifs sous le fallacieux prétexte de se rafraîchir ou de dépurer le sang, que le choléra est une affection dont les premiers symptômes atteignent l'intestin et que, moins que jamais, ils ne doivent tracasser intempestivement cet organe. Tout au plus si l'emploi modéré des lavements et de quelques laxatifs légers peuvent être conseillés aux constipés. Nous ne saurions trop mettre en garde contre les réclames menteuses d'industriels peu scrupuleux qui préconisent comme panacée universelle à grand renfort de publicité, des produits tels que pilules, sirops, sachets, tisanes et autres, dont le moindre défaut est d'être absolument inertes lorsqu'ils ne sont pas dangereux. La conduite de ces gens-là exploitant la crédulité publique en pareille circons- **Intimités** tance, est inqualifiable et ne mérite que le plus profond mépris des gens honnêtes et sérieux. Des particularités tout à fait intimes, nous n'en dirons que ceci : l'usage est un bien, l'abus est un mal. Consultez vos habitudes et votre tempérament et que la raison modère encore de moitié les conseils qu'ils vous dicteront.

Alimentation   Le mode de nourriture aurait dû plus tôt attirer nos regards, mais nous avons rejeté à la fin à cause de l'importance que revet son hygiène dans le cas qui nous intéresse. Les mets ordinaires de la famille doivent continuer à figurer sur la table ; il en est quelques-uns dont on ne doit user qu'avec plus de modération ; ce sont : les aliments graisseux, d'une digestion pénible, les légumes verts qui occasionnent du ballonnement, quelques légumes farineux secs qui engendrent des gaz, les coquillages et les poissons lourds qui donnent souvent des crampes d'estomac et produisent l'urthicaire, mais s'il est des aliments que l'on doit quelquefois hésiter à manger, ce sont les fruits et les crudités. Certainement que lorsqu'ils sont arrivés naturellement à leur pleine maturité, ils sont inoffensifs, surtout en quantité raisonnable ; mais aujourd'hui, les fruits mûrissent artificiellement dans des couches de paille ou par les cahots du transport. Ils sont alors dangereux et peuvent donner naissance à des coliques, à des diarrhées, à des indigestions, point de départ de l'affection qui tue.

Un abus qui, dans la saison chaude, amène encore de fréquentes affections intestinales et partant le choléra, c'est l'abus de l'eau glacée ; la réaction violente que l'ingestion des boissons froides produit dans l'estomac supprime momentanément la circulation du sang dans cet organe, en suspens les fonctions et produit des indigestions dont le caractère de gravité peut augmenter grandement en période épidémique. Non seulement le désordre brusque qu'amène la sensation de froid, mais encore l'eau elle-même peut par sa nature être la cause de l'invasion du mal. Quelques sources situées au contre-bas des égouts et des fosses d'aisance reçoivent, en effet, des infiltrations et, comme nous le disons plus haut, c'est surtout par les déjections que se propage le mal ; les eaux de ces puits peuvent donc être un moyen de transport de la maladie. La ville de Marseille, alimentée presque en totalité par le canal, offre sous ce rapport à ses habitants un très grand avantage ; on peut aussi obvier à cet inconvénient par l'usage d'eaux minérales naturelles ou d'eau filtrée assainie par la poudre de charbon.

Le vin, la bière, sont bien fraudés pour qu'on en puisse sérieusement conseiller l'usage ; mais enfin mieux vaut ces vins coupés que de l'eau pure. Mieux vaudrait encore de légères infusions refroidies de plantes aromatiques : menthe, verveine, fenouil, sauge, thym, camomille, thé, aussi excitantes et digestives que le vin, qui, elles ne prêtent pas à d'aussi nombreuses falsifications. Nous ne quitterons pas les boissons sans signaler un préjugé sérieux et qui présente d'autant · plus de gravité que les esprits de vin sont largement remplacés par des alcools de provenances diverses ; et ce, au grand détriment de la santé publique. L'usage des liqueurs fortes offre l'inconvénient de développer des gastrites et d'exciter des vomissements, partant d'ouvrir quelquefois la porte à la maladie, car dans ce cas l'usage et l'abus sont souvent synonymes.

L'influence morale joue dans la prophylaxie du choléra un rôle incontestable. C'est là certainement ce qui prouve le mieux que la peur est toujours une très mauvaise conseillère, car elle pousse à tous les excès ; il est donc nécessaire de rétablir le calme dans les esprits, ou si la raison ne peut triompher d'une imagination trop vive, nous ne saurions trop conseiller au malade le déplacement dans cette circonstance.

Hygiène de l'Individu malade

Le plus léger dérangement des fonctions digestives rend l'individu susceptible du choléra ; le malade atteint éprouve d'abord de légers frissons dans tout le corps, puis des gargouillements dans le ventre qui deviennent peu à peu douloureux; de fréquents besoins d'aller à la selle, les premières, demi solides, sont encore colorées, puis les matières se raréflent et se décolorent et les déjections prennent l'aspect de l'eau de riz ; les urines diminuent et se suppriment. Les frissons augmentent d'intensité, les sueurs froides apparaissent, la face et les extrémités se colorent en bleu, les yeux se cavent.

Tous ces phénomènes évoluent successivement et sont escortés de mouvements d'impatience, de soubressauts tels que le malade ne trouve dans son lit aucune place agréable ; de violentes contractions musculaires, des fourmillements d'abord dans les extrémités, puis des douleurs plus intenses qui parcourent les membres et l'abdomen ; enfin des crampes tenaillent tout le corps de leur atroce tenacité.

Des vomissements répétés formés d'abord de matières alimentaires, résidus de la digestion incomplète, puis de liquides verdâtres et amers prennent enfin les mêmes caractères que les execréments rendus.

Premiers soins Des soins immédiats et intelligemment opposés peuvent enrayer ces divers symptômes dès la première phase de leur évolution.

1° Dès l'apparition des premières sensations, la châleur doit être rappelée par tous les moyens possibles, frictions sèches ou alcooliques sur tous les membres; elles doivent surtout être faites en dirigeant des extrémités vers le centre ; cette précaution active la circulation veineuse et évite la stase sanguine produite par la coagulation du liquide vital.

2° Boissons chaudes et excitantes, infusions de menthe, de verveine, de thym, de sauge, de fénouil, lavande, romarin, en un mot de toutes les espèces aromatiques. L'action calorifique de ces tisanes peut-être augmentée par l'addition des quelques cueillerées de liqueurs alcooliques: Eau de Mélisse des Carmes, rhum, cognac, liqueur de la Grande Chartreuse, alcool de menthe.

3° On doit enrouler le malade dans des couvertures de laines et lui maintenir sur le creux de l'estomac et sur le ventre des linges chauffés et fréquemmen' renouvelés. Si les crampes sont trop vives et les vomissements fréquents. On peut, en attendant l'arrivée du Docteur, faire prendre immédiatement le mélange suivant :

Eau des Carmes de Mathias	Une cueillerée à café
Laudanum de Sydeinham...	Dix gouttes.
Ether sulfurique..........	Dix gouttes.
Sucre blanc..............	Un grain.

Le médecin dès son arrivée jugera alors des mesures à prendre, du traitement à ordonné, des précautions à avoir et qui seront dictées par les circonstances, la marche et la gravité de la maladie. Ici nous lui laissons la parole; à lui à dire si les lavements, les purgatifs, les vomitifs, les excitants, les bains, la glace sont indiqués.

Hygiène de la Maison Indemne

Ce n'est pas seulement à l'individu lui-même que doivent s'appliquer les mesures préservatrice de la maladie, mais aussi au milieu dans lequel il setrouve.

L'épidémie se transmet par l'atmosphère, par les émanations. Il est donc nécessaire de renouveler constamment l'air des appartements dans lesquels on a séjourné un temps très long, d'assainir chaque matin les chambres à coucher en y établissant des courants d'air qui chassent les émanations de la nuit. Les tentures, les rideaux de lit, outre qu'ils gênent l'aération de la chambre, offrent des replis cachés dans lequel s'accumulent les éléments de reproductions du mal. Il est urgent de les supprimer de la chambre d'un cholérique, c'est moins joli à l'œil, mais c'est plus hygiénique et plus sûr. Des lavages à grande eau sont aussi nécessaire pour emporter les miasmes qui pourraient s'attacher au sol, ils serontplus efficaces encore s'ils sont faits avec de l'eau contenant en dissolution une légère quantité de chlorure de chaux, le sol des appartements doit immédiatement être très soigneusementséché.

Cuisine L'évier de la cuisine où sont réunis tous les détritus des aliments et qui donne naissance à une fermentation constante demande un soin spécial ; la présence de quelques morceaux de charbon diminue cette fermentation dont les émanations seront complètement rendues inoffensives par l'action de quelque peu de chlorure de chaux dont on l'aura recouvert.

Commodités Mais s'il est un appartement qui demande à être assaini, c'est incontestablement le cabinet secret; c'est en effet par là que l'ennemi rentrera le plus sûrement dans la maison, c'est donc là que doivent surtout se concentrer les précautions ; des lavages fréquent de la lunette et de la cuvette entraîneront les effluves qui tendraient à se fixer sur leurs parois. Le séjour constant dans ce petit appartement d'une assiette contenant du phénol ou une solution concentrée d'acide phénique en purifiera l'atmosphère. Mais le plus sûr moyen pour supprimer les éléments épidémique, c'est de détruire les foyers qui les engendre. La science moderne a trouvé un moyen puissant d'arriver à ce résultat en faisant subir aux excréments une décomposition chimique en les saupoudrant d'un mélange à partie égale de sulfate de fer et de sulfate de zinc. Cette précaution si énergique et si facile doit donc être prise dans chaque latrine au moins une fois par jour, soit que la maison soit desservie par des fosses mobiles, soit qu'elle déverse ses excreta dans une fosse fixe.

Hygiène de la Maison Contaminée

L'aération des appartements où se trouve un cholérique est aussi nécessaire pour lui-même que pour les personnes qui l'entourent et le soignent. Sans produire dans la chambre des vents coulis qui pourraient amener de brusques changements de température et être funestes pour le malade, il est cependant nécessaire qu'une ventilation convenable chasse les émanations produites par les déjections, les sueurs, les vomissements et qu'une atmosphère saine vienne combattre les effets funestes de ces effluves malsaines. Les appartements complètement clos et dont l'air confiné s'échauffe sont préjudiciables, et le malade s'y empoisonne lui-même pour nous servir d'un terme vulgaire qui exprime une idée très vraie. **Chambre**

Les odeurs fortes, les fumigations aromatiques répandues dans les chambres de malade n'ont absolument aucun résultat efficace, au contraire, elles masquent le danger que pourrait révéler l'odeur des matières fécales et vicient l'atmosphère confiné des appartements. Relevons en passant ce préjugé qui veut que la marche de la maladie soit influencée par l'odeur des aliments cuisinés dans le même appartement ou dans les appartements voisins. Les cas désastreux, si jamais il y en a eu, ne peuvent être attribués qu'aux émanations carboniques d'un foyer mal éclairé.

C'est surtout par les émanations des matières vomies ou déféquées que se transmet l'épidémie. Il est donc de toute urgence de détruire ces foyers d'infections. Les vases qui servent à cet usage doivent tous contenir du mélange indiqué plus haut, sulfate de zinc et sulfate de fer. On peut employer encore une solution de sulfate de cuivre, cinquante grammes dans un litre d'eau et l'on en versera un verre par litre de matières à désinfecter. Une tasse à café de chlorure de chaux en poudre répandue sur les selles donne aussi de bons résultats.

Commodités Non-seulement les ustensiles qui servent aux malades, mais encore et surtout les cabinets de la maison doivent attirer toute la vigilance et demandent les plus grands soins et une excessive propreté, car on peut infecter toute une maison, en répandant dans les conduits des lieux des matières non désinfectées. Les précautions que nous avons indiquées pour les vases de chambre sont les mêmes que celles que l'on doit appliquer au water-closet.

Linges de corps Les linges de corps souillés par le malade sont encore un moyen de propagation de la maladie et doivent être assainis d'abord, puis isolés des autres linges de la famille et livrés à une lessive séparée, il est nécessaire dès qu'ils ont été quittés par le malade de les soumettre à une immersion dans de l'eau légèrement additionnée d'eau de javel et de maintenir dans le cabinet où ils seront étendus, des évaporations constantes d'acide phénique répandu en solution concentrée sur le sol de l'appartement.

Vêtements L'assainissement des vêtements de laine ou de drap peut encore se pratiquer très facilement dans les familles au moyen du tambour qui sert à chauffer les linges pour la sortie du bain, en ayant soin de mettre une poignée de fleurs de soufre dans le foyer.

Il est inutile de dire que lorsque ces objets de lingerie ou les vêtements sont de peu de valeur, le meilleur assainissement est de les brûler.

Objets de literie Une précaution nécessaire et qui empêche que les objets de literie ne soit trop profondément souillés par le malade, c'est de recouvrir les matelas avec des feuilles de toile caoutchouc ou d'étoffes imperméables dites draps d'hôpital. Il est incontestable que dès la terminaison favorable ou funeste de la maladie, tous objets de literie devront être soumis au plus rigoureux nettoyage. Nous espérons que l'ingénieuse étuve inventée par le docteur Albenois sera mise à la portée des personnes qui auront à procéder à de pareils assainissements. Les objets y renfermés peuvent être soumis à des vapeurs désinfectantes à une température de 130 à 140 degrés.

Hygiène Publique

En temps d'épidémie, mieux que dans toute autre circonstance, il est utile de se souvenir que l'intérêt public n'est que la somme des intérêts privés et qu'il est de l'avantage de chacun que tous luttent contre l'invasion du mal.

Certainement c'est à l'autorité compétente à procéder au nettoyage de la voierie, à l'assainissement des égouts, à règlementer les opérations de vidange, à veiller à ce que les lavoirs publics ne deviennent pas les grands centres de propagations de la maladie, à édicter les mesures nécessaires relatives aux funérailles et aux ensevellissements, à présider, en un mot, aux mesures d'intérêt général et à diriger la grande lutte contre l'ennemi.

Mais il appartient aux simples particuliers d'éviter les grandes agglomérations d'hommes et de femmes où peuvent se multiplier les infections, de supprimer les cloaques où s'accumulent les immondices et les fumiers où germent les miasmes.

Les industries qui laissent des résidus susceptibles de fermenter doivent être surveillées et leurs scories désinfectées, transportées au loin.

Les eaux stagnantes doivent être écoulées, car leur putréfaction est nuisible et leur vase doit être recouverte de chlorure de chaux.

Partout où le mal aura frappé il faut marquer au feu les traces de son passage, les appartements immédiatement évacués doivent être assainis par des vapeurs désinfectantes, faites au moyen d'un réchaud dans lequel on projète une poignée de fleurs de soufre, qui rempliront bien la chambre et s'imprègneront dans les parois des murs ; puis après avoir ouvert toutes les issues il est urgent de laver le sol avec de l'eau chlorurée en abondance.

Il nous en coûte enfin de donner ce dernier conseil, car nous n'ignorons pas combien il est pénible de se séparer d'un parent au moment ou les soins précieux de la famille peuvent lui être nécessaire, combien il est douloureux de voir s'éloigner un père, une mère, un fils qui peut-être ne reviendront plus. Nous savons combien les sentiments de dévouement aux leurs sont développés surtout chez la classe pauvre, et c'est pourtant à ceux-là que nous dirons : Si vous n'avez pas les moyens d'isoler votre malade, de lui réserver un appartement pour lui seul ; si vous ne pouvez pas faire subir à ses linges et à ses vêtements les désinfections nécessaires ; si les objets de literie vous font défaut pour maintenir le malade dans la plus grande propreté, alors malgré tout n'hésitez pas, il y va de l'intérêt de tous, aussi bien de la vie du malade que de la santé de ceux qui l'entourent, n'hésitez pas, accompagnez-le à l'hôpital, les sacrifices surhumains que vous pourriez faire pour lui, lui seraient inutiles et vous vous compromettriez gravement vous même.

Préférez l'hôpital, car là tout y préparé pour donner aux malades les soins les plus rapides et les plus énergiques. Tout y est disposé pour faire face aux exigeances de la plus grande propreté. Si le cholérique n'y trouve pas les soins assidus de la famille, les prévenances d'une fille bien-aimée, d'une épouse chérie, il y trouvera le dévouement intelligent de la science penchée au chevet de son lit, suivant pas à pas la marche du mal et l'aidant courageusement à en triompher ; il y verra le médecin, l'interne, l'infirmier lui prodiguant leur soin et périr peut-être eux-mêmes victimes de leur zèle et de leur devoir.

Puissent ces conseils pratiques recueillis de la bouche de tous et suivis par chacun, contribuer à diminuer l'intensité du fléau qui nous menace, et nous serons largement récompensé de notre modeste travail par un aussi heureux résultat.

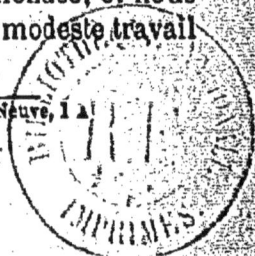

Marseille. — Imp. du Port, quai de Rive-Neuve, 1 à

GOUTTES ANTI-CHOLÉRIQUES

ET

ANTI-DIARRHÉIQUES

DU

Docteur G. MONOD de Paris

Ces gouttes, par leur efficacité, ont rendu les plus grands services pendant les épidémies du choléra 1849, 1854, 1865. Chaque flacon est accompagné d'une instruction sur *les moyens de se préserver du choléra, le traitement de la diarrhée et des embarras gastriques, les premiers soins à donner*. Il est donc prudent d'avoir toujours chez soi ce précieux médicament, d'une administration facile et d'un effet certain s'il est pris à temps.

Prix du flacon, 2 fr. 50 ; par la poste, 3 fr. — S'adresser à Marseille à E. AUBIN, pharmacien de 1re classe, cours Pierre Puget, 4, le seul à le préparer suivant la véritable formule.

Marseille — Imp. du Port, quai de Rive-Neuve, 1a.

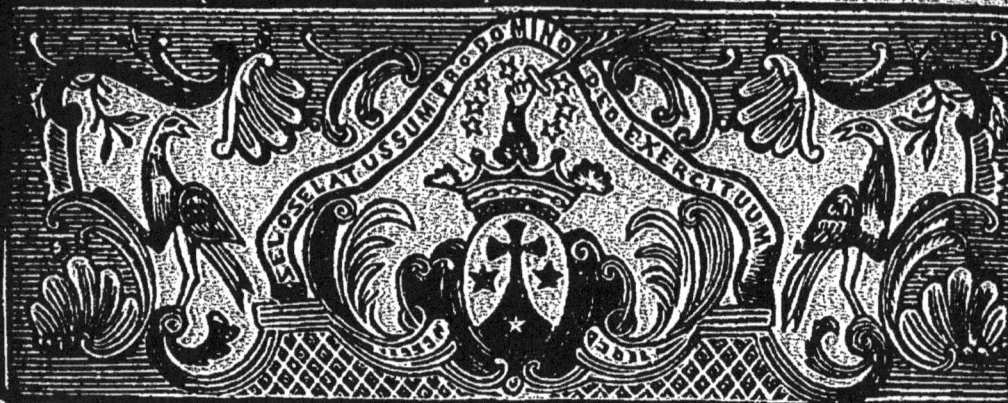

EAU DE MÉLISSE DES CARMES DU FRÈRE MATHIAS

Contre l'Indigestion, les Vomissements, la Diarrhée, le Choléra etc., etc., etc.

I. — ORIGINE DE L'EAU DES CARMES
(1587-1792)

Cette Eau se fabriquait anciennement dans le couvent des Carmes déchaussés de Marseille, par les soins d'un Religieux profès, qui seul en possédait la formule particulière.

Lors de la suppression des Ordres Religieux en France, le Frère MATHIAS dernier préparateur de cette Eau à Marseille, continua de la fabriquer et d'en faire le débit, à Marseille, dans un magasin, rue Vacon. Il institua plus tard, par Acte public, pour son unique successeur, le sieur Antoine LARENTIÈRE, qui avait été, pendant longtemps son collaborateur et associé.

Le 11 octobre 1832, par acte public, aux écriture de M⁰ AUDIBERT, notaire, le sieur LARENTIÈRE institua pour son successeur le sieur BRUN, pharmacien.

Le 27 janvier 1841, par Acte public, aux écritures de M⁰ de GASQUET, notaire, MM. Larentière et Brun, instituèrent pour leur successeur le sieur Antoine EMERRY. Le 2 février 1878, par Acte public, aux écriture de M⁰ de GASQUET, notaire, M. A. Emery a institué pour son successeur le sieur Gabriel MAURIN, auquel il a concédé la composition et le *modus faciendi* de l'Eau des Carmes, tels que le sieur Larentière les avait reçus du Frère Mathias.

AVIS ESSENTIEL

Afin que le public ne soit pas trompé par les contrefaçons nombreuses, l'Eau des Mélisse des Carmes du Frère Mathias se vend dans des flacons spéciaux, sans étiquette.

Sur un côté on lit : Eau des Carmes du Frère Mathias, et sur l'autre : A. EMERY, Marseille.

Chaque flacon est enveloppé dans un prospectus et de plus porte une médaille en métal avec les empreintes : d'un côté A. Emery et trois étoiles ; de l'autre EM. Marseille.

DÉPOT GÉNÉRAL

Rue Vacon, 54, à Marseille, à l'ancien laboratoire des Ca mes Déchaussés.

Et chez tous les pharmaciens, herboristes, épiciers de France et de l'Étranger.

www.ingramcontent.com/pod-product-compliance
Lightning Source LLC
Chambersburg PA
CBHW050443210326
41520CB00019B/6047